AF370276

LETTRE

A

M. HORACE SAY,

Membre du Conseil-Général de la Seine,

Et de la Chambre de Commerce de Paris,

SUR

QUELQUES QUESTIONS DE GRANDE VOIRIE,

SE RATTACHANT A L'HYGIÈNE PUBLIQUE,

PAR G. CALLOU,

Entrepreneur de Travaux, ancien Juge suppléant au Tribunal de Commerce,

Membre du Conseil des Prud'hommes.

PARIS.

IMPRIMERIE FÉLIX MALTESTE ET Cⁱᵉ.

RUE DES DEUX-PORTES-SAINT-SAUVEUR, Nᵒ 18.

—

1848

LETTRE

A

M. HORACE SAY,

Membre du Conseil-Général de la Seine,

ET DE LA CHAMBRE DE COMMERCE DE PARIS,

SUR

QUELQUES QUESTIONS DE GRANDE VOIRIE,

SE RATTACHANT A L'HYGIÈNE PUBLIQUE.

MONSIEUR,

A l'époque où je vous remis quelques notes que vous m'aviez demandées sur des questions de salubrité se rattachant à la grande voirie, vous me donnâtes votre livre des *Études sur l'Administration de la ville de Paris et du département de la Seine.*

Je vous en dois avant tout des remercîmens.

Je ne le connaissais que de réputation.

Une lecture attentive m'a mis à même d'apprécier les nombreuses recherches auxquelles vous vous êtes livré.

Votre ouvrage nous a initiés aux mystérieux et modestes travaux à l'aide desquels l'administration municipale, veillant aux soins de tous, adoucit tant de maux, tant de misères !

Il dit quel ordre préside aux recettes, aux dépenses du budget de la ville de Paris et du département de la Seine. Il nous montre combien il a fallu de temps et de patience, pour arriver à des résultats imparfaits encore, mais bien remarquables relativement à ce qui existait il y a moins de cent ans.

Si quelques esprits chagrins ne rendent point justice à l'administration municipale, il faut l'attribuer à la facilité avec laquelle on s'habitue au bien-être et à considérer comme ayant toujours existés certains avantages dont on jouit aujourd'hui.

En effet, quoiqu'il y ait encore à désirer, que d'améliorations dans les hôpitaux, dans les hospices, dans les marchés, dans les prisons, dans les écoles, dans la propreté des rues, dans le système général des égouts, dans l'éclairage, etc. !

Ces améliorations bien notables veulent-elles dire qu'il ne reste rien à faire et qu'il faut s'arrêter ?

Non, certainement.

Ce qui frappe actuellement l'imagination, ce sont les dangers que présente la circulation dans des rues trop étroites ; ce sont les abus dans l'usage de la propriété, si nombreux, si flagrans, que non seulement ils tendent à un rapide appauvrissement physique d'une partie de la population, mais encore à sa destruction.

Votre livre a le mérite d'avoir appelé l'attention des habitans de Paris sur ce qui les intéresse particulièrement. Il leur a fait connaître l'origine de leur cité, ses accroissemens successifs, ses établissemens, ses institutions ; comme le bien est lent à se produire, et combien les abus sont difficiles à déraciner.

A propos de la grande voirie, vous avez tracé l'historique des villes, leur enfance ; vous avez dit comment les édits, les ordonnances, les règlémens, les lois même, sont nés des besoins et de la civilisation.

Comment parfois des améliorations urgentes ont été ajournées par des examens utiles, mais devenus fâcheux par des retards incompréhensibles.

Vous avez blâmé les abus de pouvoir, l'insuffisance de la loi en matière d'expropriation publique sur la question de plus-value ; vous avez parlé du déplacement de la population et de son extension qui, depuis la publication de votre livre, s'est considérablement développée.

Vous avez indiqué les divers quartiers où chaque industrie se classe ; enfin, vous n'avez oublié ni la question des ponts, ni celle des grands travaux.

C'est donc avec crainte, après avoir lu votre intéressant travail, que je viens vous soumettre mes observations et mes idées sur quelques questions de grande voirie qui se rattachent à la circulation plus facile des rues et à l'usage de la propriété. Plus je réfléchis, plus il me semble qu'il y aurait à faire des modifications radicales aux systèmes suivis jusqu'à ce jour, tant sur la circulation dans les rues que sur la hauteur des maisons, et sur les lois et règlemens qui les régissent.

Toutefois, et vous comprendrez mes motifs, je ne puis être de votre avis dans l'espèce d'anathème dont vous frappez l'architecture et les architectes.

Quoi ! si la Madeleine, dont la destination a été changée tant de fois, n'a pas tout ce qui est nécessaire à un temple religieux ; si la galerie qui l'entoure est inutile, si ce monument n'a pu être ventilé convenablement ; si la Bourse, dont on ne peut nier le riche effet architectural, a le défaut d'être inabordable à couvert ; si, pour y arriver, il faut traverser des trottoirs, monter, par tel temps qu'il fasse, les nombreuses marches qui élèvent le sol de la grande salle au-dessus de celui de la place ; si sa destination ne remplit pas efficacement le but qu'on a dû se proposer ; si le Tribunal de commerce a été presque totalement manqué, et si les juges, les justiciables, n'ont pas la place nécessaire ; si les bureaux, les dépendances sont placés d'une manière incommode pour le public ; si plusieurs autres édifices pêchent dans certaines parties, s'ensuit-il que la généralité des nombreux monumens qui, indépendamment de leur utilité, décorent si bien la capitale, doive être frappée du même blâme ?

Ne faut-il pas rendre justice aux talens et aux veilles de ceux qui les ont conçus ? Ne faut-il pas faire la part du temps, des circonstances, des besoins nouveaux ?

Ces questions délicates m'éloignent du sujet dont je veux vous entretenir.

C'est aux architectes de nos jours à défendre leurs devanciers.

Bon nombre, parmi eux, sont aptes, par leurs connaissances, leur mérite, leurs études, à faire apprécier le talent des Philibert Delorme, des Bullant, des Villefaux, des Chatillon, des Bullet, des Blondel, des Mansard, des Gabriel et de tant d'autres éminens artistes qui ont droit à la reconnaissance publique. Leurs compositions ornent la capitale, lui sont utiles, y attirent une affluence d'étrangers admirateurs, qui viennent les étudier et, en les imitant, en font profiter leur patrie.

Votre chapitre XIV est celui qui m'intéresse le plus particulièrement. S'il dit une partie du mal, s'il signale certains vices, s'il indique des moyens, il passe trop légèrement sur les inconvéniens nombreux d'alignemens presque uniformes que les besoins d'une circulation croissante forcent, ainsi qu'on l'a vu trop souvent, à modifier, après quelques années d'exécution ; enfin, il oublie totalement les abus dans l'usage de la propriété. Voilà des maux véritables auxquels il faut porter remède.

C'est d'eux que résultent des accidens, des maladies

contre lesquels des mesures préventives sont indispen-
sables, urgentes.

Peut-être dira-t-on des moyens que je propose, qu'ils
attentent à la propriété.

Ils n'y attentent assurément pas plus que ceux em-
ployés par les divers magistrats qui se sont succédé, sous
et depuis l'Empire, à la Préfecture de police, en forçant
les propriétaires à avoir des puits sains, des fosses étan-
ches, à supprimer les gouttières saillantes pour les rem-
placer par des cheneaux et des tuyaux de descente ;
en obligeant les loueurs de voitures à avoir des fiacres
et des cabriolets propres, des cochers polis ; les locataires à rentrer les objets en saillie sur la voie publique, etc.

Toutes ces améliorations arbitraires ne se sont pro-
duites ni gratuitement, ni instantanément, mais elles
amenaient un bien général si évident, si palpable,
que, tout en froissant certains intérêts, elles ont fini
par s'exécuter sans trop de peine.

Il en sera de même en tout temps pour ce qui est
véritablement bien.

J'ose l'espérer aussi pour mes propositions.

Deux faits incontestables dominent l'état actuel de la
capitale en ce qui concerne la grande voirie.

Tous deux sont cause d'accidens graves.

Les uns qui ont lieu sur la voie publique, sont signalés sur-le-champ par la presse ; les autres, plus nombreux, se passent lentement, à l'intérieur des habitations, étiolent la population indigente, et doivent attirer
toute l'attention du moraliste ; mais comme ils n'appa-
raissent que sous la forme de l'étisie et du rachitisme,
leurs conséquences ne frappent pas assez vivement et
passent presque inaperçues.

Je le répète, les rues de Paris, soumises à des alignemens presque tous semblables pour la largeur, sont généralement trop étroites pour un nombre toujours crois-
sant de piétons, de chevaux, de voitures.

Les maisons sont trop hautes, même sur les voies les
plus larges.

Parmi celles qui sont neuves, beaucoup dont les façades sont des plus élégantes, sont malsaines; les moyens
de rénovation pour l'air manquent presque partout dans
leur intérieur, et le soleil, pas plus que la gelée, n'a
d'accès dans le bas des cours.

Si ces reproches fondés paraissent devoir en partie
remonter à nos pères, au moins avaient-ils des motifs
excusables.

Nous, au contraire, c'est l'amour du gain seul qui
nous fait sacrifier la santé présente et future de la population.

Il fut un temps où ce que nous appelons maintenant
une rue étroite passait pour une voie large; alors c'était
la conséquence d'un système inévitable : il s'agissait de
la défense des masses contre les grands vassaux, contre
la féodalité.

Pendant des siècles, aucune cité ne fut à l'abri d'un
coup de main, d'un siége. Toutes les villes furent for-
tifiées, et là où la population s'augmentait, il fallut, en
resserrant les rues, élever plusieurs villes l'une sur
l'autre. Cela avait peu d'inconvéniens à une époque où les
voitures étaient presque inconnues.

Le temps, les événemens ont fait justice de cet état
de choses, la défense ne doit plus avoir lieu qu'aux
frontières. Les chemins de fer convergeant tous vers la
capitale, elle s'accroît dans une proportion telle, qu'il
n'est permis à personne de lui assigner un terme.

Les voitures, peu nombreuses du temps de Henri IV, se sont de nos jours tellement multipliées qu'il en circule à présent dans Paris plus de milliers qu'il n'y en avait alors d'unités.

Force a été, depuis ces temps, de créer de nouvelles rues, d'en élargir quelques anciennes, de soumettre les façades en bordures à des alignemens et à des réglemens sur la hauteur.

Sous Louis XVI, soixante-douze communications nouvelles ont été ouvertes en moins de quinze ans.

Depuis, un grand nombre d'autres voies, dues ou à l'utilité ou à la spéculation, sont venues en aide aux moyens de circulation.

Les boulevards et les quais se sont alignés et presque aplanis ; les rues Rambuteau, Constantine, Damiette. etc., etc., se sont ouvertes.

Tout cela est-il suffisant ?

Malgré les sacrifices que s'impose la ville, on répondra toujours que ses rues sont beaucoup trop étroites pour la circulation journalière, incessante et toujours croissante de 70,000 voitures et de 140,000 chevaux (1).

Il conviendrait ici d'examiner si le système qu'a adopté l'administration, en portant la généralité des rues à une largeur presque uniforme, n'est pas blâmable pour le présent, déplorable pour l'avenir, en présence de cette grande circulation de voitures et de cet accroissement si rapide de la population ? et s'il ne serait pas préférable d'avoir dans Paris quelques grandes artères de la largeur des quais, des boule-

____

(1) En 1826, un Rapport à M. le comte Chabrol, indiquait 17,000 voitures et 35,000 chevaux. En moins de vingt ans, ces quantités ont quadruplé.

varts, à l'instar des rues de la Paix et du Havre?

Toutefois cette question, des plus graves, est assez importante pour être traitée spécialement : je ne fais que l'indiquer. La nécessité, plus forte que tous les raisonnemens, saura bien obliger à prendre le seul moyen propre à éviter un mal qui deviendra intolérable en grandissant.

Ce que je veux examiner ici, ce sont les inconvéniens de la hauteur autorisée des maisons sur la voie publique, et ceux plus grands d'une hauteur indéterminée sur les cours.

Toutes les constructions nouvelles, élevées sur les parois des rues, ont été régies, ou par les ordonnances du roi du 25 août 1784, ou par les dispositions réglementaires du 1er novembre 1844, suffisantes en ce qui concerne la hauteur des propriétés sur la rue, mais incomplètes relativement à l'hygiène publique dans l'intérieur des maisons.

Ainsi les quartiers Sainte-Avoye, des Arcis, où les voies larges sont encore rares, renferment une population si agglomérée que : *la mortalité des enfans y est, la première année, de 9 sur 10 ; qu'un enfant élevé dans des rues étroites et obscures, lorsque ses parens habitent des rez-de-chaussée, dans des arrière-boutiques, dans des lieux à la fois privés d'air et de lumière, est dévoué en naissant à une mort presque certaine* (1).

Les opérations des conseils de révision constatent que, dans les 7e, 9e et 12e arrondissemens, un seul homme sur trois est apte au service militaire, tandis que la proportion n'est pas tout à fait de un sur deux dans d'autres quartiers.

(1) Extrait d'un Rapport fait à l'Académie de Médecine, le 25 mars 1825, sur un mémoire relatif à la mortalité des enfans du premier âge.

Ce déplorable état de choses existe depuis longtemps et personne ne se plaint !

N'est-il pas désolant en effet que les maisons, édifiées dans les rues nouvellement percées ou élargies, soient généralement aussi insalubres que celles qu'elles ont remplacées ; qu'elles n'aient de brillant, de luxueux que la façade extérieure ; qu'on entasse comme par le passé ville sur ville, et que si les parois sont, du côté de la voie publique, exécutées conformément aux ordonnances en ce qui touche la hauteur avec une rigueur outrée parfois, on laisse les bâtisseurs se dédommager du côté des cours, qui ne deviennent ainsi que des *puits*, parce qu'on y élève plusieurs étages de plus que du côté de la rue !

Ces cours, qui n'ont quelquefois pas quatre mètres carrés, servent à éclairer des cuisines, des cabinets d'aisances ; les tuyaux de descente, les cuvettes, les récipiens d'où s'exhalent les odeurs les plus fétides, y sont accumulés.

Ces maisons sont nombreuses à Paris, et ce ne serait pas un travail inutile que de rechercher combien il en existe qui n'ont que la hauteur légale sur la voie publique, tandis que cette hauteur est excédée d'un tiers ou d'un quart du côté des cours.

N'est-il pas triste de voir avec quel peu de soin pour leur santé on loge les portiers? Dans quels chenils appelés arrière-boutiques on case certains boutiquiers?

Leurs habitations, humides, malsaines sont presque toujours sans moyens de ventilation, souvent sous des cages d'escaliers et enfoncées dans un sol plus bas que le rez-de-chaussée.

Heureux encore quand ces arrière-boutiques ou ces bouges infects sont éclairés par ces cours de service ou *puits* qui servent à tant de sales usages signalés plus haut.

Et tout cela pour gagner un peu de place ! pour laisser plus à la location !

Comment qualifier les lieux infects où sont entassés les habitans de maisons dans lesquelles, pour utiliser toute la hauteur légale par le plus grand nombre possible d'étages, souvent une chambre, qui n'a pas deux mètres de hauteur, est habitée par une famille entière ?

La quantité d'air respirable par individu est insuffisante.

Je n'ai rien exagéré, et les exemples sont malheureusement trop nombreux !

Je le répète, de tels faits qui n'ont lieu qu'au détriment de la santé, conduisent incontestablement à l'appauvrissement physique de la population, à une destruction réelle, rapide, qui ne paraît insensible qu'à cause du nombre de provinciaux qui, venant se fixer à Paris, en renouvellent le sang.

Si j'ajoute que plus les étages sont nombreux, plus la débauche est facile ; que les vols peuvent être plus multipliés ; les incendies plus difficiles à aborder, à éteindre ; que le portier le plus attentif ne peut surveiller constamment les allures de locataires nomades par goût ou par nécessité, en rapport avec ce que la société a souvent de plus abject, ne sera-t-on pas surpris qu'un tel état de choses subsiste, qu'il ne soit pas pris en grande considération par l'administration municipale dont il mérite au plus haut point la sollicitude, et pour laquelle c'est un devoir impérieux de s'occuper de l'hygiène publique?

Si, puisant une nouvelle considération dans un nouvel ordre d'idées, j'ajoute encore que les ouvriers de bâtimens, les maçons, les charpentiers, les couvreurs, qui concourrent à l'édification d'une maison, sont exposés à des chances et à des périls d'autant plus grands que le bâtiment est plus élevé, tout ce que je viens de signaler paraîtra juste et fondé.

L'administration est la tutrice née des habitans, et s'il existe pour chaque conseiller municipal, en acceptant des fonctions honorables, mais pénibles, une obligation morale d'avoir constamment devant les yeux ce qui peut contribuer au bien-être, à la sécurité de tous, c'est leur attention qu'il faut surtout frapper.

En vain on objectera qu'au prix excessif auquel se vendent certains terrains, on doit laisser toute latitude à la spéculation ; que l'administration municipale fait assez en s'occupant de la voie publique et de la hauteur des maisons qui la bordent.

Alors pourquoi des précautions dans certaines circonstances ?

Pourquoi des règlemens, des ordonnances sur les puits, sur les fosses d'aisances, sur les cheminées ? Pourquoi des visites de constructions ? Pourquoi avoir fixé comme maximum de hauteur $17^m 54°$? Pourquoi pas 20 mètres ? Pourquoi pas 30 mètres ? Pourquoi pas une liberté indéfinie ?

De cet exposé, il résulte évidemment que si les ordonnances et les règlemens sur la hauteur sont suffisans sur la voie publique, ils manquent totalement pour l'intérieur des maisons.

Car, ainsi que je l'ai exposé, la morale en souffre autant que la santé.

Les vols sont plus faciles, les incendies plus probables et plus dangereux.

Les chances de dangers pour les ouvriers constructeurs plus grandes, en raison de la plus grande hauteur.

Nous n'avons ni les motifs, ni les excuses de nos pères, et dans un temps où le mot philanthropie est constamment à la bouche, on s'inquiète moins de la manière dont sont logés certains boutiquiers et les portiers que du bien-être des malfaiteurs et des assassins !

Enfin, la propriété étant régie dans son emploi, soit par la loi, soit par des ordonnances, il est d'utilité publique que l'intérêt général ne soit pas sacrifié à l'intérêt individuel.

Quels moyens employer pour arrêter ces maux véritables ?

De qui dépendent les moyens ?

La dernière question a été résolue.

C'est l'autorité seule du Préfet de la Seine, remplissant à Paris les fonctions de maire, qui peut produire ce bien.

C'est à lui qu'en reviendra la gloire, ce ne sera pas le moindre de ses titres à la reconnaissance publique.

Deux arrêts de la Cour suprême des 30 mars 1827 et 8 août 1833, rendus sur la matière, ont décidé que le droit de voirie, notamment celui de régler la hauteur des maisons sur la voie publique, appartient à l'autorité municipale.

La deuxième question résolue, reste la solution de la première ; plusieurs moyens se présentent, qui, comme toutes les choses de ce monde, seront ou blâmés ou approuvés selon qu'ils froisseront ou favoriseront des intérêts divers.

Ce qui sera positif, c'est le bien qu'en retireront la santé et la morale.

Remédieront-ils au mal d'une manière parfaite ? Non ; mais la circulation, rendue plus facile, sera moins dangereuse ; l'air, pouvant pénétrer jusqu'au fond de ces *puits*, si improprement nommés cours, rendra les habitations plus saines, plus salubres.

Ceux que je propose sont si importans, et méritent une si sérieuse attention, un examen si approfondi, que je me borne à les signaler.

Je vous ai dit plus haut que je blâmais le système d'élargissement presque uniforme des rues, et qu'il vaudrait mieux un nombre déterminé de voies très larges, de grandes artères.

Les autres rues resteraient à la largeur qu'elles ont actuellement. Quelques-unes même ne seraient que des passages de piétons découverts, comme à Londres.

Mais toutes les maisons sur ces voies secondaires seraient *dérasées*, et leur hauteur réduite sur la voie publique et sur les cours ; au lieu d'acquérir l'air sur les parois, c'est sur la hauteur qu'on l'obtiendrait.

Comment parvenir à opérer cette réduction immédiate ou lente de hauteur des maisons ?

Serait-ce avec l'application d'une partie des fonds destinés à l'élargissement de la voie publique ?

Serait-ce au moyen d'une diminution ou d'une suppression totale d'impôts pendant un temps donné ?

Enfin serait-il nécessaire que l'utilité publique en fût déclarée par le Conseil général ? Je ne le pense point, il ne s'agit pas d'expropriation.

C'est une mesure réglementaire administrative ; le conseil de préfecture serait apte à fixer les indemnités, comme il l'est quand l'administration fait niveler la voie publique, enterrer ou déchausser des maisons.

D'ailleurs, qu'importent les moyens, pourvu qu'ils soient équitables, et que cette mesure, réclamée impérieusement par la santé publique, soit exécutée !

L'air manque dans l'intérieur des habitations ; pour en obtenir, il convient de *déraser* les anciennes maisons.

Fallût-il une loi pour arriver à ce but, il serait du devoir de l'administration de la provoquer. Qui voudrait, en présence de ce véritable fléau, encourir une aussi terrible responsabilité ?

Voici donc ce que je propose :

En ce qui touche les constructions nouvelles, il faudrait, en rapportant l'ordonnance du 25 août 1784 et les règlemens du 1ᵉʳ novembre 1844, ordonner :

1° Que sur les boulevards, les quais, les places publiques, on ne pût pas construire à plus de 16 mètres de hauteur ;

2° Que la grande hauteur, 17 mètres 54 centimètres, ne fût (si elle était maintenue) autorisée que sur les quais, les boulevards et les places publiques ;

3° Que dans les rues de moins de 11 mètres de largeur, on n'élevât pas les maisons à plus de 14 mètres de hauteur ;

4° Que dans celles de moins de 9 mètres de largeur, on ne pût bâtir à plus de 12 mètres de hauteur ;

5° Que dans aucun cas, sous quelque prétexte que ce soit, les bâtimens fussent plus élevés sur les cours que sur les rues ;

6° Que jamais aucun étage ne pût avoir moins de 2 mètres 60 centimètres de hauteur du dessus d'un plancher au-dessous de l'autre ;

7° Qu'un comble à deux égouts ne pût, conformément aux lettres-patentes du 23 août 1784, être plus élevé que 15 pieds, soit 4 mètres 90 centimètres ;

8° Que les bâtimens simples ne pussent être couverts que par un comble en appentis de 3 mètres 25 centimètres de hauteur ;

9° Que les cours ne pussent jamais avoir moins de 10 mètres de superficie;

10° Que les allées et les portes sur la rue n'aient jamais moins de 1 mètre 30 centimètres de largeur, et communiquent avec la cour pour la ventiler.

Si ces réformes ne produisent pas un état parfait, elles procureront un grand bien : et ce sera un immense résultat.

La masse de la population y trouvera l'air et la santé.

Le centre de Paris, aéré, dégagé, assaini, ne perdra rien de sa valeur ; il sera forcément le lieu de passage, le point où convergeront toutes les rues.

L'octroi, les terrains excentriques, la classe ouvrière, y gagneront ; les travaux, plus nombreux, seront plus divisés, moins périlleux.

Si depuis tant d'années qu'on s'occupe des soins à donner à l'enfance, dans les asiles, dans les écoles, qu'on améliore la voie publique, on s'était un peu inquiété de l'intérieur des maisons, de leur assainissement, des abus qu'on a faits de la hauteur, on n'aurait pas à déplorer tant de malheurs et la perte de beaucoup d'individus morts trop jeunes.

Pour faire le bien, il faut vouloir le bien.

Votre livre nous a fait connaître beaucoup d'améliorations, fruits du temps, de la persévérance et de l'utilité de réglementer, de soulager une population agglomérée de plus d'un million d'individus.

Vous avez dit, les journaux l'ont répété, que de l'Angleterre on venait à Paris étudier les systèmes de grande et de petite voirie; que des enquêtes longues et minutieuses étaient ouvertes à cet effet de l'autre côté du détroit.

Montrons à nos voisins, qui viennent étudier à Paris, que tout n'est pas encore fait chez nous ; que nous avons besoin d'améliorer la situation physique de notre population et que nous voulons le faire sincèrement.

C'est vous, Monsieur, qui avez appelé l'attention.

C'est à vous, à votre travail utile, varié, plus attachant qu'une froide statistique, que la population sera redevable de ce bien-être.

Recueillez-en l'honneur, elle en recueillera les fruits.

Persévérez, et menez à bonne fin cette grande tâche.

Et sans insister davantage sur les objections qu'on pourrait faire contre les idées que je vous soumets, puisse ma lettre, en dévoilant le mal, arracher la société à l'état d'apathie où elle semble plongée relativement à des questions si flagrantes d'intérêt, si vitales pour tous.

Nous sommes menacés du retour périodique du choléra, opposons-lui des habitations saines, des cours aérées, puisque vous avez démontré que c'est particulièrement dans les quartiers humides et malsains qu'il à fait le plus de victimes.

Agréez, Monsieur, l'assurance de la considération avec laquelle j'ai l'honneur de vous saluer,

G. CALLOU.

Imprimerie et lithographie FÉLIX MALTESTE et Cie, rue des Deux-Portes-Saint-Sauveur, 18.